La Vita Lunga e Sana dei Cinesi: Esplorando le Tradizioni Culturali per la Salute e il Benessere

INDICE

CAPITOLO 1 L'alimentazione cinese-
La chiave per la longevità

CAPITOLO 2 L'importanza dell'attività
fisica nella vita quotidiana

CAPITOLO 3 Guarire con l'antica
saggezza - Le pratiche mediche
tradizionali della medicina cinese

CAPITOLO 4 La Moxibustione cinese:
Storia, tecnica e benefici delle sue
applicazioni nella medicina
tradizionale

Introduzione

In questo libro esploreremo lo stile di vita dei cinesi e come questo contribuisce alla loro longevità. La Cina è nota per avere una delle popolazioni più longeve del mondo, con molti abitanti che raggiungono i 100 anni di età e oltre. La longevità dei cinesi è un argomento molto interessante e complesso, che dipende da una combinazione di fattori, tra cui stile di vita, alimentazione e genetica.
In generale, i cinesi hanno un'aspettativa di vita più lunga rispetto ad altre nazioni, con una media di circa 77 anni per gli uomini e 83 anni per le donne.

Oggi esploreremo le abitudini alimentari, le pratiche mediche tradizionali e le tradizioni culturali che hanno un impatto sulla salute e sulla longevità dei cinesi.

Capitolo 1

L'alimentazione cinese - La chiave per la longevità

L'alimentazione è un elemento cruciale nella cultura cinese e svolge un ruolo fondamentale nella loro longevità e benessere. La filosofia dietetica cinese è basata sul concetto di equilibrio, che viene espresso sia nella varietà di cibi che nella loro preparazione.

In Cina, l'alimentazione è vista come un mezzo per mantenere la salute e prevenire le malattie, piuttosto che come semplice fonte di nutrimento per il corpo. La cucina cinese è famosa per la sua capacità di combinare diversi ingredienti per creare piatti equilibrati dal punto di vista nutrizionale.

La cucina cinese segue la filosofia di equilibrare yin e yang, che rappresentano le due forze opposte del freddo e del caldo, dell'umidità e della secchezza, della dolcezza e dell'amarezza. Ad esempio, ci si sforza di bilanciare verdure e proteine, come carne o tofu, per creare un pasto completo e ben bilanciato.

Gli ingredienti utilizzati nella cucina cinese sono spesso naturali e non trattati, come verdure fresche, carne e pesce, e la dieta cinese limita l'utilizzo di grassi e zuccheri. Invece, si privilegiano grandi quantità di cereali integrali, frutta e verdura per garantire una dieta equilibrata e sana.

Inoltre, la cucina cinese sfrutta anche le proprietà medicinali di erbe e spezie, utilizzandole per trattare specifici disturbi. Ad esempio, l'aglio viene usato per abbassare la pressione sanguigna, mentre lo zenzero viene utilizzato per ridurre nausea e vomito.

La preparazione del cibo in Cina è un'arte, che richiede attenzione ai dettagli e alla qualità degli ingredienti.

Ad esempio, gli alimenti vengono spesso bolliti o saltati per preservarne il valore nutrizionale.

Inoltre, la cultura cinese promuove uno stile di vita moderato e una dieta equilibrata, evitando l'eccesso di cibo e il sovrappeso. Questo approccio all'alimentazione è un fattore importante nella longevità e nella salute della popolazione cinese.

In sintesi, l'alimentazione cinese rappresenta una combinazione di equilibrio, varietà, ingredienti naturali e preparazione artigianale del cibo, che gioca un ruolo fondamentale nella salute e nella longevità della popolazione cinese e che di conseguenza sia un elemento essenziale.

Capitolo 2

L'importanza dell'attività fisica nella vita quotidiana

L'attività fisica regolare ha molteplici benefici, come aiutare a preservare la salute e la longevità. Inoltre aiuta a ridurre lo stress e l'ansia, migliora la circolazione del sangue, aumenta la forza e la flessibilità muscolare, mantiene un peso sano e aiuta a prevenire numerose malattie croniche, tra cui malattie cardiovascolari, diabete e depressione.

Il Tai Chi, in particolare, è un esempio di un esercizio fisico che ha molteplici benefici: aiuta a migliorare la salute fisica, aiuta a migliorare la concentrazione, l'equilibrio e la coordinazione. Inoltre, la meditazione che accompagna i movimenti del Tai Chi aiuta a ridurre lo stress e a migliorare la salute mentale.

Camminare o fare lunghe passeggiate è un'altra forma di attività fisica che è accessibile e salutare per tutte le età. Camminare aiuta a mantenere una buona circolazione del sangue, a migliorare la salute delle articolazioni e a prevenire malattie croniche come il diabete e le malattie cardiovascolari. Inoltre, camminare all'aperto in mezzo alla natura ha anche un effetto positivo sul benessere mentale, poiché aiuta a ridurre lo stress e l'ansia.

La ginnastica e la danza sono altre forme di esercizio fisico che combinano l'esercizio fisico con il divertimento. La ginnastica aiuta a migliorare la forza e la flessibilità muscolare, mentre la danza aiuta a migliorare l'equilibrio e la coordinazione. Inoltre, la ginnastica e la danza sono anche un'ottima opportunità per socializzare e fare nuove amicizie.

In sintesi, l'attività fisica regolare è un fattore importante nella longevità e nella salute della popolazione cinese. La pratica di esercizi fisici tradizionali come il Tai Chi, camminare, ginnastica e danza aiuta a mantenere uno stile di vita attivo e sano, che ha molteplici descritti positivi per la salute fisica e mentale. È importante incoraggiare e sostenere l'attività fisica regolare come una parte importante della vita quotidiana per ottenere i massimi descritti per la salute.

Capitolo 3

Guarire con l'antica saggezza - Le pratiche mediche tradizionali della medicina cinese

La medicina tradizionale cinese (MTC) è un sistema medico che risale a migliaia di anni fa e si basa su una comprensione unica della natura umana e del mondo che ci circonda. La MTC considera il corpo umano come un insieme di organi e sistemi interconnessi e ritiene che l'equilibrio energetico tra questi elementi sia cruciale per la salute e la prevenzione delle malattie.

La MTC si differenzia dalle medicine occidentali in quanto si concentra sul trattamento delle cause profonde della malattia piuttosto che sulla cura dei sintomi. Ad esempio, invece di trattare solo i sintomi di una malattia, la MTC cerca di comprendere il motivo per cui il corpo sta reagendo in questo modo e di correggere il problema alla radice.

Per mantenere e ripristinare l'equilibrio energetico, la MTC utilizza una vasta gamma di tecniche e terapie, tra cui la moxibustione, l'agopuntura, il massaggio TUI NA, l'utilizzo di erbe medicinali, e gli esercizi come Tai Chi e Qigong. Queste tecniche vengono utilizzate singolarmente o in combinazione per creare un trattamento personalizzato per ogni individuo, tenendo conto della sua unicità e delle sue esigenze individuali.

La medicina tradizionale cinese è ancora molto popolare in Cina e in tutto il mondo, e continua a essere studiata e praticata da molte persone che cercano un modo naturale per mantenere e migliorare la loro salute. Nonostante le differenze rispetto alle medicine occidentali, la MTC è riconosciuta come un sistema medico efficace e ben sviluppato, con una lunga storia di successi nella prevenzione e nel trattamento delle malattie.

Capitolo 4

La Moxibustione cinese: Storia, tecnica e benefici delle sue applicazioni nella medicina tradizionale

La Moxibustione è una tecnica che fa parte della medicina tradizionale cinese e risale a più di 2000 anni fa. La sua origine è incerta, ma alcuni scritti storici suggeriscono che sia stata originariamente utilizzata per curare malattie e dolori.

In pratica, la Moxibustione consiste nell'utilizzare il calore per stimolare determinati punti sul corpo, che sono considerati importanti per la circolazione del Qi (energia vitale) secondo la medicina tradizionale cinese, per riscaldare la pelle e i tessuti sottostanti, che aiutano a promuovere la circolazione sanguigna e a ridurre il dolore.

Questo calore viene prodotto utilizzando una candela di artemisia, nota come "moxa", che viene accesa e posizionata vicino o direttamente sulla pelle.

La Moxibustione viene utilizzata per trattare una vasta gamma di condizioni, tra cui mal di testa, dolori articolari, disturbi del sonno e problemi di salute femminili. Inoltre, viene utilizzata per rafforzare il sistema immunitario e migliorare la funzione digestiva.

In genere, la Moxibustione viene eseguita da un praticante esperto che posiziona la moxa sulla pelle e la lascia bruciare per un periodo di tempo prestabilito. La tecnica è generalmente sicura e non invasiva, e molti pazienti riferiscono di sentirsi più rilassati e rinvigoriti dopo la sessione.

Tuttavia, non è una forma di trattamento medico accettata universalmente e non è stata dimostrata scientificamente come efficace per trattare tutte le condizioni per le quali viene utilizzata. Ci sono anche alcune precauzioni da prendere, come evitare di utilizzare la moxibustione in aree dove ci sono malattie della pelle o infiammazioni, o in presenza di alcune patologie croniche.

Inoltre, la Moxibustione dovrebbe essere praticata solo da professionisti esperti che hanno la formazione adeguata in questa tecnica e che sono in grado di valutare la sicurezza del paziente e le eventuali controindicazioni.

Nonostante questo, molti pazienti affermano di aver tratto vantaggi dalla Moxibustione e di aver sperimentato miglioramenti nella loro salute e nella loro qualità della vita.

 E' importante però parlare con il proprio medico prima di iniziare qualsiasi forma di trattamento alternativo, inclusa la Moxibustione, per valutare la sicurezza e l'efficacia in base alle proprie condizioni di salute individuali.

Capitolo 5

L'arte dell'Agopuntura: comprendere e sperimentare la medicina tradizionale cinese

L'Agopuntura è una pratica medica antica che risale a più di 2000 anni fa e che deriva dalla medicina tradizionale cinese.

 È basata sulla teoria che il flusso di energia vitale (noto come "Qi" o "Chi") attraverso il corpo umano sia influenzato da una serie di punti specifici lungo i meridiani energetici. Questi punti sono accessibili attraverso la pelle e sono utilizzati per trattare una vasta gamma di disturbi e condizioni di salute.

L'Agopuntura è una tecnica sicura ed efficace per il trattamento di molte malattie e condizioni. Numerosi studi hanno dimostrato la sua efficacia nella riduzione del dolore, nella migliore circolazione del sangue e nella riduzione dello stress e dell'ansia.

Inoltre, l'Agopuntura è stata utilizzata con successo per trattare una serie di disturbi, tra cui mal di testa, dolori muscolari e articolari, depressione, ansia, insonnia, problemi digestivi e mestruali, e molto altro ancora.

Durante una sessione di Agopuntura, gli aghi vengono inseriti nelle aree specifiche del corpo dove si trovano i punti di agopuntura. Questi aghi possono essere lasciati in posizione per 15-30 minuti o anche più a lungo, a seconda della gravità del disturbo e delle esigenze individuali del paziente. La maggior parte dei pazienti riferisce di sentirsi rilassata durante la sessione e di percepire un miglioramento dei sintomi.

La sicurezza dell'Agopuntura è molto elevata, poiché gli aghi utilizzati sono sottili e monouso, il che riduce il rischio di infezioni. Inoltre, l'Agopuntura è una tecnica non invasiva che non comporta effetti collaterali negativi se eseguita correttamente da un praticante qualificato.

Se sei alla ricerca di un'opzione non invasiva e sicura per il trattamento dei tuoi problemi di salute, l'Agopuntura potrebbe essere una soluzione valida da prendere in considerazione. Ti consiglio di parlare con un professionista qualificato per determinare se questa tecnica di guarigione è adatta ai tuoi bisogni individuali.

Capitolo 6

Il potere rigenerante del Tui Na

Il Massaggio Tui Na è una tecnica di guarigione tradizionale cinese che consiste nel massaggiare e manipolare i muscoli e i tessuti del corpo. Questo tipo di massaggio utilizza tecniche di compressione, stiramento, percussione e manipolazione del tessuto per aiutare a migliorare la circolazione del sangue, ridurre il dolore e aumentare la flessibilità.

Anche il Tui Na viene utilizzato in casi di dolori muscolari e articolari, mal di testa, disturbi digestivi e problemi di salute femminili.

Durante una sessione di Massaggio Tui Na, il praticante utilizza le mani, i gomiti, le ginocchia e i piedi per manipolare i tessuti del corpo e promuovere la circolazione del sangue. In genere, il massaggio viene eseguito su un tavolo da massaggio, ma può anche essere eseguito su una sedia o sul pavimento.

In sintesi, il Massaggio Tui Na è un'importante tecnica di guarigione tradizionale cinese che offre molti vantaggi per la salute e il benessere. Questa tecnica antica è ancora largamente praticata in Cina e in tutto il mondo, e continua ad essere un importante strumento per la cura della salute e del benessere.

Il Massaggio Tui Na, oltre ad essere utilizzato per trattare i problemi di salute menzionati, ha anche molte altre proprietà terapeutiche. Ad esempio, aiuta a rilassare i muscoli tesi, a migliorare la mobilità articolare e a ridurre lo stress e l'ansia.

Inoltre, il Massaggio Tui Na viene spesso combinato con altre tecniche di guarigione tradizionali cinesi, come l'Agopuntura e la Moxibustione, per un effetto ancora più potente. Questo tipo di integrazione di diverse tecniche di guarigione tradizionali cinesi viene chiamato (come già menzionato) "MTC" o "Medicina Tradizionale Cinese".

Il Massaggio Tui Na è sicuro, e viene eseguito da praticanti esperti che hanno completato un'adeguata formazione e hanno acquisito competenze nelle tecniche di massaggio. Prima di una sessione di Massaggio Tui Na, il praticante può valutare le condizioni del paziente e adattare le tecniche di massaggio per soddisfare le sue esigenze specifiche.

Capitolo 7

L'equilibrio del Tai Chi: scopri l'antica arte marziale cinese per la salute e la longevità

Il Tai Chi è una pratica antica e profonda che deriva dalla medicina tradizionale cinese. Noto anche come "Tai Chi Chuan", questo sistema di esercizi comprende una serie di movimenti lenti e fluidi eseguiti in modo coordinato con la respirazione e la concentrazione mentale.

Il Tai Chi è stato originariamente sviluppato come un'arte marziale, ma negli ultimi secoli è stato adattato per diventare una forma di esercizio fisico e meditazione.

 Questa pratica viene ora largamente utilizzata come mezzo per migliorare la salute e il benessere, e viene praticata da persone di tutte le età e livelli di fitness.

Uno dei maggiori vantaggi del Tai Chi è che è un'attività a basso impatto che può essere eseguita da persone di tutte le età e con una vasta gamma di condizioni di salute. Aiuta a migliorare la flessibilità, la forza, l'equilibrio e la coordinazione.

Il Tai Chi viene spesso descritto come una forma di meditazione in movimento, poiché richiede una concentrazione intensa sulla respirazione e sui movimenti del corpo.

Questo tipo di concentrazione aiuta a migliorare la consapevolezza del corpo e a promuovere una maggiore sensazione di pace e benessere.

Inoltre, è una pratica sociale che viene spesso eseguita in gruppo, il che aiuta a creare un senso di comunità e a migliorare le relazioni interpersonali. Questo tipo di interazione sociale può essere particolarmente utile per persone anziane che vivono da sole o che hanno bisogno di maggiore supporto sociale.

Essendo una pratica accessibile a chiunque, continua ad essere un'importante parte della tradizione culturale cinese.

Capitolo 8

La forza del Qigong: esplora l'arte antica cinese della respirazione e del movimento

Il Qigong è una pratica antica che deriva dalla medicina tradizionale cinese e comprende una serie di esercizi di respirazione, movimento e meditazione.

La parola "Qigong" significa letteralmente "lavorare con l'energia vitale" e questa pratica viene utilizzata per migliorare la salute e la longevità.

Il Qigong comprende una vasta gamma di tecniche e stili, ma in generale, gli esercizi sono lenti e fluidi, e comprendono movimenti del corpo, respirazione profonda e meditazione. Questa pratica aiuta a migliorare la circolazione del sangue e del CHI o energia vitale nel corpo, e viene spesso utilizzata come mezzo per ridurre lo stress e migliorare la qualità del sonno.

Uno dei maggiori vantaggi del Qigong è che è un'attività che può essere eseguita da ragazzi di 18 anni, fino ad arrivare alla persona anziana di 70/80 anni. Inoltre, il Qigong è una forma di meditazione in movimento che aiuta a migliorare la consapevolezza del corpo e a promuovere una maggiore sensazione di pace e benessere.

Il Qigong è spesso praticato come forma di autocura, ma viene anche utilizzato in combinazione con la medicina tradizionale cinese, come l'agopuntura, per trattare condizioni di salute, tra cui dolori cronici, insonnia e malattie croniche.

Oltre ai suoi numerosi benefici sulla salute, il Qigong è anche considerato un'arte spirituale che mira a promuovere un equilibrio interiore e una maggiore consapevolezza della propria connessione con l'universo. Attraverso la pratica regolare del Qigong, si sviluppa una maggiore consapevolezza della propria salute fisica e mentale, e si può sperimentare una maggiore pace interiore e una maggiore capacità di gestire lo stress.

Inoltre, il Qigong è spesso eseguito all'aperto, in aree naturali come i parchi o i giardini, il che aiuta a creare una connessione con la natura e a promuovere una sensazione di pace e armonia con l'ambiente circostante.

Infine, il Qigong è una pratica accessibile e può essere facilmente appreso da chiunque, indipendentemente dal livello di fitness o dalla flessibilità. Ci sono molti insegnanti di Qigong e classi disponibili, e ci sono anche molte risorse online e libri che possono aiutare ad imparare i movimenti e la tecnica.

In sintesi, il Qigong è una pratica antica che offre molti vantaggi per la salute e il benessere, e che può essere appresa da chiunque. Questa pratica merita senz'altro di essere considerata come un'opzione per chi cerca un modo per migliorare la propria salute e la propria vita.

Capitolo 9

La meditazione nella medicina cinese

La meditazione è una pratica antica che è stata integrata in molte culture e tradizioni, tra cui quella cinese. La meditazione è stata utilizzata per migliorare la salute mentale e fisica e per aumentare la consapevolezza di sé e del mondo che ci circonda.

Nella cultura cinese, la meditazione è stata tradizionalmente vista come un modo per raggiungere un equilibrio tra il corpo, la mente e per promuovere la longevità. La pratica di questa tecnica aiuta a ridurre lo stress, aumentare la concentrazione e migliorare la qualità del sonno, tutti fattori che possono contribuire ad aumentare la longevità.

Inoltre, questa è stata anche associata ad altri benefici sulla salute come il ridotto rischio di malattie cardiovascolari, la riduzione della pressione arteriosa e un sistema immunitario più forte.

Capitolo 10

La terapia di auto-massaggio

La terapia di auto-massaggio è una pratica comune nella medicina tradizionale cinese. Questa tecnica implica il massaggio manuale di determinate aree del corpo per migliorare la circolazione del sangue e la flessibilità delle articolazioni, nonché per promuovere la salute generale.

Il massaggio è stato a lungo utilizzato in Cina per trattare una serie di disturbi come: mal di testa, dolori muscolari e articolari, insonnia e affaticamento.

Esistono diverse tecniche di auto-massaggio cinese, tra cui il massaggio alle gambe, all'addome, alla testa e alle orecchie. Ogni tecnica viene eseguita in modo specifico per aiutare a trattare problemi specifici e migliorare la salute generale.

La terapia di auto-massaggio può essere un'ottima aggiunta a uno stile di vita equilibrato e sano e può aiutare a migliorare la salute e la vitalità.

I 12 MERIDIANI DELLA (MTC)

1. **Meridiano del cuore (Xin):**
associato al cuore e al sistema circolatorio, questo meridiano è responsabile della circolazione del sangue e della regolazione della temperatura del corpo.

2. **Meridiano dell'intestino tenue (Dai):**
associato all'intestino tenue, questo meridiano è responsabile della digestione e dell'assimilazione dei nutrienti.

3. **Meridiano dello stomaco (Wei):** associato allo stomaco, questo meridiano è responsabile della digestione e della circolazione del Qi.

4. **Meridiano della milza (Pi):** associato alla milza, questo meridiano è responsabile della digestione, dell'assimilazione dei nutrienti e dell'energia fisica.

5. **Meridiano del fegato (Gan):**
associato al fegato, questo meridiano
è responsabile della regolazione del
flusso del Qi e della circolazione del
sangue.

6. **Meridiano dei polmoni (Fei):**
associato ai polmoni, questo
meridiano è responsabile della
respirazione e della regolazione
dell'energia vitale.

7. **Meridiano della vescica (Pang Guang):** associato alla vescica, questo meridiano è responsabile dell'eliminazione delle tossine e del controllo delle funzioni escretorie.

8. **Meridiano della vescica biliare (Dan):** associato alla cistifellea, questo meridiano è responsabile della digestione, della regolazione della bile e della regolazione dell'energia vitale.

9. **Meridiano del rene (Shen):**
associato ai reni, questo meridiano è
responsabile della regolazione della
produzione di sangue, dell'equilibrio
ormonale e dell'energia vitale.

10. **Meridiano del triplice riscaldatore
(San Jiao):** associato al triplice
riscaldatore, questo meridiano è
responsabile del controllo della
temperatura corporea e della
regolazione dell'energia vitale.

11. **Meridiano del pericardio (Xin Bao):** associato al pericardio, questo meridiano è responsabile della circolazione del sangue e della regolazione del cuore.

12. **Meridiano della vescica urinaria (Shang):** associato alla vescica urinaria, questo meridiano

Oggi mi focalizzerò solo su 5 di essi:

IL MERIDIANO DEL RENE

Il meridiano del rene è uno dei 12 meridiani principali nella medicina tradizionale cinese (MTC). Ognuno di questi meridiani è associato a un organo o a un sistema organico specifico e ha un percorso preciso nel corpo.

Nella MTC, il rene è considerato un organo molto importante per la salute generale, in quanto è associato alla vitalità, alla forza e all'energia. La terapia di auto-massaggio del meridiano del rene è un modo per stimolare e rafforzare questo organo, nonché per migliorare la salute in generale.

La tecnica di auto-massaggio del meridiano del rene consiste nel massaggiare determinate aree del corpo che sono associate a questo meridiano, come le ginocchia, le cosce e la regione lombare. Queste aree vengono massaggiate con le mani o con un piccolo strumento come un bastoncino di legno o un massaggiatore, utilizzando movimenti circolari o di pressione.

La terapia di auto-massaggio del meridiano del rene ha diversi benefici sulla salute, tra cui una maggiore energia e vitalità, un sistema immunitario più forte, una riduzione dello stress e un miglioramento della qualità del sonno.

IL MERIDIANO DELLA MILZA

La milza è un organo importante nella MTC, in quanto è associato alla digestione, all'assimilazione del cibo e all'energia fisica. La terapia di auto-massaggio del meridiano della milza è un modo per stimolare e rafforzare questo organo, nonché per migliorare la salute.

La tecnica di auto-massaggio del meridiano della milza consiste nel massaggiare determinate aree del corpo che sono associate a questo meridiano, come la regione dello stomaco e la zona laterale delle costole.

La terapia di auto-massaggio del meridiano della milza ha portato diversi risultati sulla salute: una migliore digestione, una maggiore energia fisica, un sistema immunitario più forte e una riduzione dello stress.

IL MERIDIANO DEL CUORE

Secondo la medicina tradizionale cinese, il cuore è considerato il centro di governo del corpo, responsabile della circolazione del sangue, della regolazione della temperatura e del mantenimento della stabilità emotiva.

Il meridiano del cuore è associato anche al Shen, o la mente spiritica, ed è considerato il meridiano più importante per la salute mentale e emotiva.

Disfunzioni del meridiano del cuore possono causare sintomi come insonnia, palpitazioni, ansia, depressione e altri disturbi emotivi.

Il trattamento del meridiano del cuore può comportare l'utilizzo di tecniche come la moxibustione, l'agopuntura, la meditazione e la pratica di esercizi di respirazione e di Qigong.

E' importante sapere che la salute del meridiano del cuore è influenzata da molteplici fattori, tra cui lo stile di vita, l'alimentazione, l'esercizio fisico e la qualità del sonno. Quindi, mantenere una vita equilibrata e sana, che comprenda una dieta equilibrata e regolare attività fisica, può aiutare a promuovere la salute del meridiano del cuore e migliorare la tua salute.

IL MERIDIANO DEL PERICARDIO

Secondo la medicina tradizionale cinese, il pericardio ha un ruolo importante nel mantenere l'equilibrio tra il cuore e il sistema nervoso. È considerato un importante regolatore delle emozioni, aiutando a mantenere la calma e la stabilità mentale e emotiva.

In caso di problemi del meridiano del pericardio, questi possono causare sintomi come ansia, irritabilità, insonnia e altri disturbi emotivi.Perciò è molto importante sapere che in alcuni casi, potrebbe essere richiesto l'utilizzo di tecniche come la Moxibustione, l'Agopuntura, la meditazione e la pratica di esercizi di respirazione e di Qigong.

MERIDIANO DEL TRIPLICE RISCALDATORE

È associato a un insieme di organi che comprendono lo stomaco, il pancreas e l'intestino crasso.

Secondo la medicina tradizionale cinese, il triplice riscaldatore svolge un ruolo importante nella digestione, nell'assorbimento dei nutrienti e nella regolazione del metabolismo. È anche associato alla regolazione della temperatura corporea e alla funzione immunitaria.

Disfunzioni del meridiano del triplice riscaldatore possono comportare problemi come: digestione lenta, diarrea, stitichezza e altri disturbi digestivi.

Capitolo 11

Acupressione: guarigione attraverso la pressione dei punti di agopuntura

L'acupressione è una forma di terapia alternativa utilizzata nella medicina tradizionale cinese che mira a migliorare la salute e il benessere attraverso la stimolazione di punti specifici del corpo. Questi punti sono noti come punti di agopuntura e sono situati lungo i meridiani, o canali energetici, del corpo.

L'acupressione è simile all'agopuntura, ma a differenza di quest'ultima che utilizza aghi per stimolare i punti, l'acupressione utilizza la pressione manuale con le dita o con uno strumento. La tecnica consiste nel premere e massaggiare delicatamente i punti di agopuntura per stimolare la circolazione del Qi o come già menzionato in precedenza,(energia vitale), e migliorare il flusso dei meridiani.

L'acupressione viene utilizzata per trattare una vasta gamma di condizioni, tra cui dolori cronici, disturbi digestivi, insonnia, stress e ansia. La terapia può essere utilizzata da sola o in combinazione con altre tecniche, come l'Agopuntura o la Moxibustione, per ottenere i massimi benefici.

L'acupressione è considerata sicura e priva di effetti collaterali, ma è importante che sia eseguita da un professionista qualificato per evitare complicazioni. La terapia può essere personalizzata per soddisfare le esigenze specifiche di ogni persona e può essere adattata nel corso del tempo in base all'evoluzione delle condizioni.

Capitolo 12

Vivere in Armonia con l'Ambiente:

Come la Natura Influisce sulla Longevità e sulla Salute

L'ambiente in cui si vive può influire significativamente sulla longevità e sulla salute di un individuo. In Cina, l'ambiente è stato a lungo considerato un fattore importante per la longevità della popolazione.

In molte aree della Cina, la vita è stata sempre molto attiva, con una forte enfasi sulla vita all'aria aperta e sul contatto con la natura.

  La Cina è anche nota per la sua cultura del camminare, che incoraggia a fare lunghe passeggiate all'aria aperta e a camminare in modo regolare.

Inoltre, le aree rurali della Cina sono spesso dotate di fonti di acqua pulita e fresca, che sono considerate essenziali per la salute e la longevità.

La qualità dell'aria che respiriamo è altrettanto un fattore molto importante. Infatti, in molte aree rurali della Cina, l'aria è più pulita e priva di fattori inquinanti rispetto alle grandi città e questo aiuta a mantenere la salute dei polmoni e permette quindi di vivere più a lungo.

Capitolo 13

La potenza del Kung Fu: l'antica arte marziale cinese per la forza fisica e mentale

Il Kung Fu è un'arte marziale cinese che ha radici antiche che risalgono almeno al periodo della dinastia Song. La parola "Kung Fu" significa letteralmente "lavorare duro" o "maestro del lavoro", e si riferisce all'abilità di praticare un'arte marziale con impegno, determinazione e maestria.

Il Kung Fu comprende una vasta gamma di stili e tecniche, tra cui il Wing Chun, lo Shaolin e il Tai Chi Chuan, e viene utilizzato per migliorare la salute fisica, mentale e spirituale. La pratica del Kung Fu comprende anche tecniche di respiro, meditazione e concentrazione, e mira a sviluppare un equilibrio tra mente, corpo e spirito.

Il Kung Fu è un'arte marziale che si è sviluppata nel contesto della società cinese e delle sue tradizioni culturali. La pratica del Kung Fu è stata influenzata dalle filosofie taoiste, buddhiste e confuciane, e viene ancora praticata come forma di auto-difesa e come mezzo per migliorare la salute e il benessere.

È anche una pratica sociale che viene spesso praticata in gruppo. Questo tipo di interazione sociale può essere particolarmente utile per i giovani che cercano di sviluppare un senso di identità e comunità. Inoltre, la pratica del Kung Fu in gruppo può essere un modo per costruire relazioni interpersonali più forti e aumentare la fiducia in se stessi.

Il Kung Fu è un'arte marziale che viene trasmessa di generazione in generazione, e quindi rappresenta una tradizione culturale che viene conservata e preservata.

Questa tradizione continua ad essere un'importante parte della cultura cinese e un modo per connettersi con la propria storia e le proprie radici culturali.

Inoltre, il Kung Fu non è solo un'arte marziale, ma anche una forma di espressione artistica. La pratica del Kung Fu comprende anche la rappresentazione di spettacoli di arti marziali, che sono una forma di intrattenimento popolare in Cina e in tutto il mondo. Questi spettacoli includono acrobazie e dimostrazioni di abilità marziali, e spesso rappresentano storie o leggende tradizionali cinesi.

La pratica di questa disciplina non è limitata solo ad un elite di persone ma, può essere praticata da persone di tutte le età, sessi e capacità fisiche. Ci sono molte scuole e maestri di Kung Fu che offrono corsi per tutti i livelli, dai principianti agli avanzati. La pratica del Kung Fu può essere adattata per soddisfare le esigenze individuali di ogni praticante, indipendentemente dalla loro età, salute o capacità fisiche.

Aumenta la flessibilità, la forza e la resistenza, migliora la postura e la coordinazione, e può aiutare a prevenire lesioni. Inoltre, la pratica di tecniche di respiro e meditazione può aiutare a ridurre lo stress e migliorare la salute mentale.

Se sei arrivato fino a qui, vuol dire che hai realmente capito che c'è qualcosa da cambiare all'interno della tua vita, che non ti permette di raggiungere i risultati tanto sperati o semplicemente ti sta piacendo questa lettura; in entrambi i casi, ti ringrazio e ti chiedo di proseguire.

Fatti ispirare da questa guida per iniziare a FARE meglio e DARE il meglio di te: a tavola, in palestra e in generale nella tua vita.

Conclusione

La tradizione culturale cinese rappresenta una ricchezza inestimabile per l'umanità.

Con una storia che risale a oltre 5000 anni, la cultura cinese ha sviluppato molte pratiche che hanno permesso ai suoi abitanti di vivere a lungo e in maniera sana. Queste pratiche includono un'alimentazione equilibrata basata sulla filosofia dello Yin e Yang, l'utilizzo di tecniche di medicina tradizionale come l'Agopuntura, la Moxibustione e il massaggio Tui Na, la pratica di arti marziali come Tai Chi, Qigong e Kung Fu, e molte altre tradizioni culturali che sono state tramandate di generazione in generazione.

In questo libro abbiamo esplorato in profondità questi aspetti della cultura cinese e abbiamo visto come essi siano strettamente interconnessi e si influenzino a vicenda. Abbiamo anche visto come queste pratiche siano state utilizzate per mantenere la salute e la longevità dei cinesi per secoli.

La cultura cinese rappresenta un tesoro di conoscenza e saggezza che è ancora molto attuale e rilevante per la vita quotidiana di molti cinesi e di persone di tutto il mondo. È importante quindi continuare a esplorare e apprezzare queste tradizioni, non solo per la loro storia e bellezza, ma anche per i loro innumerevoli benefici sulla salute e il benessere.

La tradizione culturale cinese è stata una fonte di ispirazione per molte altre culture in tutto il mondo. La filosofia cinese del Taoismo, ad esempio, ha influenzato molte religioni e filosofie, non solo in Cina ma anche in altre parti del mondo. Questa filosofia sottolinea l'importanza dell'equilibrio e dell'armonia con la natura, e questo è stato un tema importante nella cultura cinese per secoli.

L'alimentazione equilibrata basata sulla filosofia del Yin e Yang è un'altra pratica che ha avuto un impatto significativo sulla cultura cinese. Questa filosofia sostiene che ogni alimento ha proprietà uniche che influenzano il corpo e la mente in modo diverso. Ad esempio, alimenti caldi come il peperoncino sono considerati Yang, mentre alimenti freddi come il gelato sono considerati Yin. La filosofia dello Yin e Yang incoraggia a mangiare una dieta equilibrata che includa sia alimenti caldi che freddi per mantenere l'equilibrio del corpo.

La medicina tradizionale cinese è un'altra pratica che ha avuto un impatto significativo sulla cultura cinese. Questa medicina utilizza tecniche come l'agopuntura, la moxibustione e il massaggio Tui Na per curare una serie di disturbi e malattie. Queste tecniche sono ancora molto popolari in Cina e in molte altre parti del mondo, e molti studi hanno dimostrato la loro efficacia nel trattamento di molte condizioni di salute.

Le arti marziali come Tai Chi, Qigong e Kung Fu sono state praticate in Cina per secoli e sono ancora molto popolari oggi. Queste arti marziali non solo sono un modo per mantenere la forma fisica e la salute, ma anche un modo per migliorare la concentrazione, la calma e la disciplina mentale.

In definitiva, la tradizione culturale cinese rappresenta una ricchezza inestimabile per l'umanità, e continuare a esplorare e apprezzare queste tradizioni è importante non solo per la loro storia e bellezza, ma anche per i numerosi benefici che hanno sulla salute e il benessere. La cultura cinese rappresenta un tesoro di conoscenza e saggezza che continuerà a ispirare e influenzare il mondo per molte generazioni a venire e spero sinceramente che ispiri anche te, grazie a questa guida.

Grazie per la lettura.

Jean Claude Marchetti

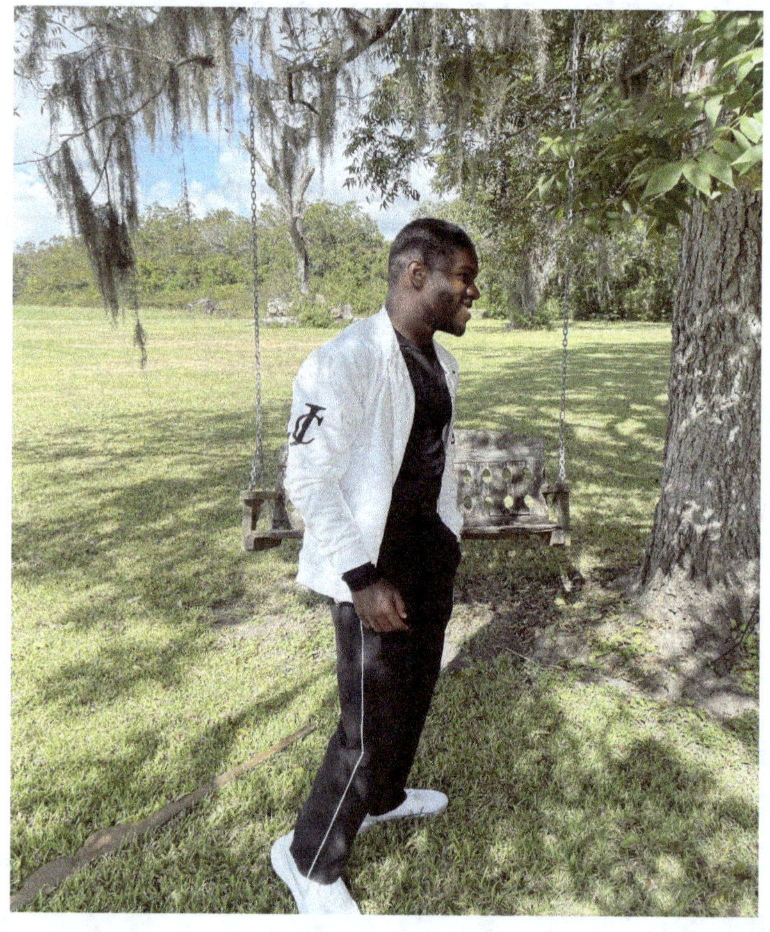

www.ingramcontent.com/pod-product-compliance
Lightning Source LLC
Chambersburg PA
CBHW061601250726
48657CB00020B/819